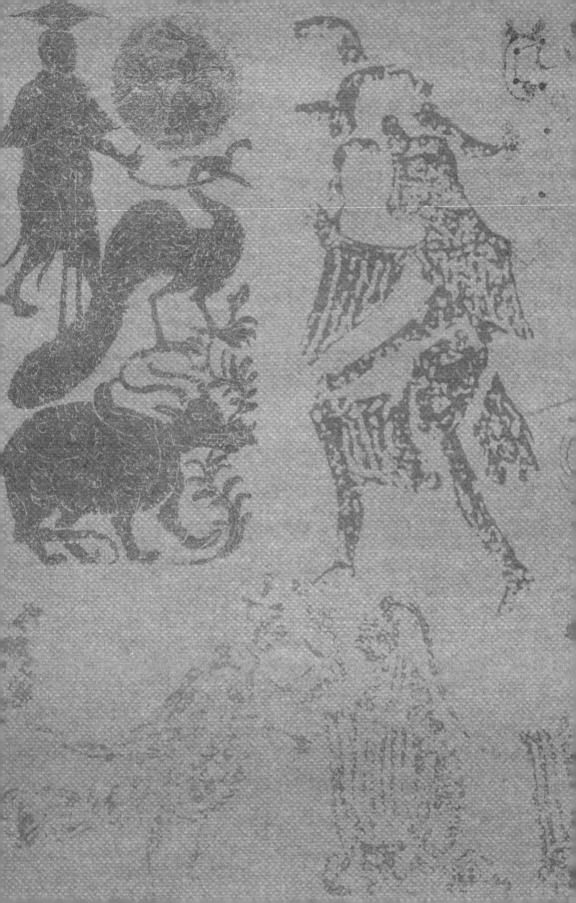

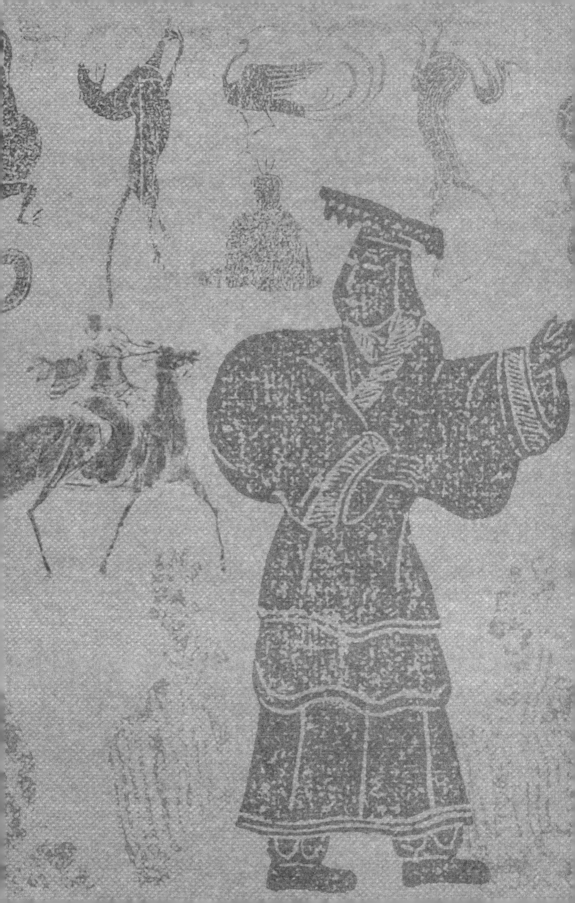

中国古医籍整理丛书

大 河 外 科

明·王 拳 撰

张 毅 蒲小兰 吴亚梅 杨文宇 校注

中国中医药出版社

·北 京·

图书在版编目(CIP)数据

大河外科/(明)王拳撰;张毅等校注.—北京:
中国中医药出版社,2015.12
(中国古医籍整理丛书)
ISBN 978 - 7 - 5132 - 2407 - 9

Ⅰ.①大…　Ⅱ.①王…②张…　Ⅲ.①中医外科学 - 中国 - 明
代　Ⅳ.①R26

中国版本图书馆 CIP 数据核字(2015)第 030692 号

中 国 中 医 药 出 版 社 出 版
北京市朝阳区北三环东路 28 号易亨大厦 16 层
邮政编码　100013
传真　010 64405750
三河市鑫金马印装有限公司印刷
各地新华书店经销

*

开本 710 × 1000　1/16　印张 6.75　字数 25 千字
2015 年 12 月第 1 版　2015 年 12 月第 1 次印刷
书　号　ISBN 978 - 7 - 5132 - 2407 - 9

*

定价　20.00 元
网址　www.cptcm.com

国家中医药管理局
中医药古籍保护与利用能力建设项目
组织工作委员会

主 任 委 员 王国强

副 主 任 委 员 王志勇　李大宁

执 行 主 任 委 员 曹洪欣　苏钢强　王国辰　欧阳兵

执行副主任委员 李　昱　武　东　李秀明　张成博

委　　　　员

各省市项目组分管领导和主要专家

（山东省）武继彪　欧阳兵　张成博　贾青顺

（江苏省）吴勉华　周仲瑛　段金廞　胡　烈

（上海市）张怀琼　季　光　严世芸　段逸山

（福建省）阮诗玮　陈立典　李灿东　纪立金

（浙江省）徐伟伟　范永升　柴可群　盛增秀

（陕西省）黄立勋　呼　燕　魏少阳　苏荣彪

（河南省）夏祖昌　刘文第　韩新峰　许敬生

（辽宁省）杨关林　康廷国　石　岩　李德新

（四川省）杨殿兴　梁繁荣　余曙光　张　毅

各项目组负责人

王振国（山东省）　王旭东（江苏省）　张如青（上海市）

李灿东（福建省）　陈勇毅（浙江省）　焦振廉（陕西省）

蔡永敏（河南省）　鞠宝兆（辽宁省）　和中浚（四川省）

项目专家组

顾　问	马继兴　张灿玾　李经纬
组　长	余瀛鳌
成　员	李致忠　钱超尘　段逸山　严世芸　鲁兆麟
	郑金生　林端宜　欧阳兵　高文柱　柳长华
	王振国　王旭东　崔　蒙　严季澜　黄龙祥
	陈勇毅　张志清

项目办公室（组织工作委员会办公室）

主　任	王振国　王思成
副主任	王振宇　刘群峰　陈榕虎　杨振宁　朱毓梅
	刘更生　华中健
成　员	陈丽娜　邱　岳　王　庆　王　鹏　王春燕
	郭瑞华　宋咏梅　周　扬　范　磊　张永泰
	罗海鹰　王　爽　王　捷　贺晓路　熊智波
秘　书	张丰聪

前 言

中医药古籍是传承中华优秀文化的重要载体，也是中医学传承数千年的知识宝库，凝聚着中华民族特有的精神价值、思维方法、生命理论和医疗经验，不仅对于传承中医学术具有重要的历史价值，更是现代中医药科技创新和学术进步的源头和根基。保护和利用好中医药古籍，是弘扬中国优秀传统文化、传承中医学术的必由之路，事关中医药事业发展全局。

1949 年以来，在政府的大力支持和推动下，开展了系统的中医药古籍整理研究。1958 年，国务院科学规划委员会古籍整理出版规划小组在北京成立，负责指导全国的古籍整理出版工作。1982 年，国务院古籍整理出版规划小组召开全国古籍整理出版规划会议，制定了《古籍整理出版规划（1982—1990）》，卫生部先后下达了两批 200 余种中医古籍整理任务，掀起了中医古籍整理研究的新高潮，对中医文化与学术的弘扬、传承和发展，发挥了极其重要的作用，产生了不可估量的深远影响。

2007 年《国务院办公厅关于进一步加强古籍保护工作的意见》明确提出进一步加强古籍整理、出版和研究利用，以及

"保护为主、抢救第一、合理利用、加强管理"的方针。2009年《国务院关于扶持和促进中医药事业发展的若干意见》指出，要"开展中医药古籍普查登记，建立综合信息数据库和珍贵古籍名录，加强整理、出版、研究和利用"。《中医药创新发展规划纲要（2006—2020）》强调继承与创新并重，推动中医药传承与创新发展。

2003～2010年，国家财政多次立项支持中国中医科学院开展针对性中医药古籍抢救保护工作，在中国中医科学院图书馆设立全国唯一的行业古籍保护中心，影印抢救濒危珍本、孤本中医古籍1640余种；整理发布《中国中医古籍总目》；遴选351种孤本收入《中医古籍孤本大全》影印出版；开展了海外中医古籍目录调研和孤本回归工作，收集了11个国家和2个地区137个图书馆的240余种书目，基本摸清流失海外的中医古籍现状，确定国内失传的中医药古籍共有220种，复制出版海外所藏中医药古籍133种。2010年，国家财政部、国家中医药管理局设立"中医药古籍保护与利用能力建设项目"，资助整理400余种中医药古籍，并着眼于加强中医药古籍保护和研究机构建设，培养中医古籍整理研究的后备人才，全面提高中医药古籍保护与利用能力。

在此，国家中医药管理局成立了中医药古籍保护和利用专家组和项目办公室，专家组负责项目指导、咨询、质量把关，项目办公室负责实施过程的统筹协调。专家组成员对古籍整理研究具有丰富的经验，有的专家从事古籍整理研究长达70余年，深知中医药古籍整理研究的重要性、艰巨性与复杂性，履行职责认真务实。专家组从书目确定、版本选择、点校、注释等各方面，为项目实施提供了强有力的专业指导。老一辈专家的学术水平和智慧，是项目成功的重要保证。项目承担单位山东中医药大学、南京中医药大学、上海中医药大学、福建中医药大学、浙江省中医药研究院、陕西省中医药研究院、河南省中医药研究院、辽宁中医药大学、成都中医药大学及所在省市中医药管理部门精心组织，充分发挥区域间互补协作的优势，并得到承担项目出版工作的中国中医药出版社大力配合，全面推进中医药古籍保护与利用网络体系的构建和人才队伍建设，使一批有志于中医学术传承与古籍整理工作的人才凝聚在一起，研究队伍日益壮大，研究水平不断提高。

本着"抢救、保护、发掘、利用"的理念，该项目重点选择近60年未曾出版的重要古医籍，综合考虑所选古籍的保护价值、学术价值和实用价值。400余种中医药古籍涵盖了医经、基础理论、诊法、伤寒金匮、温病、本草、方书、内科、外科、女科、儿科、伤科、眼科、咽喉口齿、针灸推拿、养生、医案医话医论、医史、临证综合等门类，跨越唐、宋、金元、明以迄清末。全部古籍均按照项目办公室组织完成的行业标准《中医古籍整理规范》及《中医药古籍整理细则》进行整理校注，绝大多数中医药古籍是第一次校注出版，一批孤本、稿本、抄本更是首次整理面世。对一些重要学术问题的研究成果，则集中收录于各书的"校注说明"或"校注后记"中。

"既出书又出人"是本项目追求的目标。近年来，中医药古籍整理工作形势严峻，老一辈逐渐退出，新一代普遍存在整理研究古籍的经验不足、专业思想不坚定等问题，使中医古籍整理面临人才流失严重、青黄不接的局面。通过本项目实施，搭建平台，完善机制，培养队伍，提升能力，经过近5年的建设，锻炼了一批优秀人才，老中青三代齐聚一堂，有效地稳定了研究队伍，为中医药古籍整理工作的开展和中医文化与学术的传承提供必备的知识和人才储备。

本项目的实施与《中国古医籍整理丛书》的出版，对于加强中医药古籍文献研究队伍建设、建立古籍研究平台，提高古籍整理水平均具有积极的推动作用，对弘扬我国优秀传统文化，推进中医药继承创新，进一步发挥中医药服务民众的养生保健与防病治病作用将产生深远影响。

第九届、第十届全国人大常委会副委员长许嘉璐先生，国家卫生计生委副主任、国家中医药管理局局长、中华中医药学会会长王国强先生，我国著名医史文献专家、中国中医科学院马继兴先生在百忙之中为丛书作序，我们深表敬意和感谢。

由于参与校注整理工作的人员较多，水平不一，诸多方面尚未臻完善，希望专家、读者不吝赐教。

国家中医药管理局中医药古籍保护与利用能力建设项目办公室
二〇一四年十二月

许 序

"中医"之名立，迄今不逾百年，所以冠以"中"字者，以别于"洋"与"西"也。慎思之，明辨之，斯名之出，无奈耳，或亦时人不甘泯没而特标其犹在之举也。

前此，祖传医术（今世方称为"学"）绵延数千载，救民无数；华夏屡遭时疫，皆仰之以度困厄。中华民族之未如印第安遭染殖民者所携疾病而族灭者，中医之功也。

医兴则国兴，国强则医强。百年运衰，岂但国土肢解，五千年文明亦不得全，非遭泯灭，即蒙冤扭曲。西方医学以其捷便速效，始则为传教之利器，继则以"科学"之冕畅行于中华。中医虽为内外所夹击，斥之为蒙昧，为伪医，然四亿同胞衣食不保，得获西医之益者甚寡，中医犹为人民之所赖。虽然，中国医学日益陵替，乃不可免，势使之然也。呜呼！覆巢之下安有完卵？

嗣后，国家新生，中医旋即得以重振，与西医并举，探寻结合之路。今也，中华诸多文化，自民俗、礼仪、工艺、戏曲、历史、文学，以至伦理、信仰，皆渐复起，中国医学之兴乃属必然。

迄今中医犹为国家医疗系统之辅，城市尤甚。何哉？盖一则西医赖声、光、电技术而于20世纪发展极速，中医则难见其进。二则国人惊羡西医之"立竿见影"，遂以为其事事胜于中医。然西医已自觉将入绝境：其若干医法正负效应相若，甚或负远逾于正；研究医理者，渐知人乃一整体，心、身非如中世纪所认定为二对立物，且人体亦非宇宙之中心，仅为其一小单位，与宇宙万象万物息息相关。认识至此，其已向中国医学之理念"靠拢"矣，虽彼未必知中国医学何如也。唯其不知中国医理何如，纯由其实践而有所悟，益以证中国之认识人体不为伪，亦不为玄虚。然国人知此趋向者，几人？

国医欲再现宋明清高峰，成国中主流医学，则一须继承，一须创新。继承则必深研原典，激清汰浊，复吸纳西医及我藏、蒙、维、回、苗、彝诸民族医术之精华；创新之道，在于今之科技，既用其器，亦参照其道，反思己之医理，审问之，笃行之，深化之，普及之，于普及中认知人体及环境古今之异，以建成当代国医理论。欲达于斯境，或需百年欤？予恐西医既已醒悟，若加力吸收中医精粹，促中医西医深度结合，形成21世纪之新医学，届时"制高点"将在何方？国人于此转折之机，能不忧虑而奋力乎？

予所谓深研之原典，非指一二习见之书、千古权威之作；就医界整体言之，所传所承自应为医籍之全部。盖后世名医所著，乃其秉诸前人所述，总结终生行医用药经验所得，自当已成今世、后世之要籍。

盛世修典，信然。盖典籍得修，方可言传言承。虽前此50余载已启医籍整理、出版之役，惜旋即中辍。阅20载再兴整理、出版之潮，世所罕见之要籍千余部陆续问世，洋洋大观。

今复有"中医药古籍保护与利用能力建设"之工程，集九省市专家，历经五载，董理出版自唐迄清医籍，都 400 余种，凡中医之基础医理、伤寒、温病及各科诊治、医案医话、推拿本草，俱涵盖之。

噫！璐既知此，能不胜其悦乎？汇集刻印医籍，自古有之，然孰与今世之盛且精也！自今而后，中国医家及患者，得览斯典，当于前人益敬而畏之矣。中华民族之屡经灾难而益蕃，乃至未来之永续，端赖之也，自今以往岂可不后出转精乎？典籍既蜂出矣，余则有望于来者。

谨序。

第九届、十届全国人大常委会副委员长

许嘉璐

二〇一四年冬

王 序

　　中医学是中华民族在长期生产生活实践中,在与疾病作斗争中逐步形成并不断丰富发展的医学科学,是中国古代科学的瑰宝,为中华民族的繁衍昌盛作出了巨大贡献,对世界文明进步产生了积极影响。时至今日,中医学作为我国医学的特色和重要医药卫生资源,与西医学相互补充、相互促进、协调发展,共同担负着维护和促进人民健康的任务,已成为我国医药卫生事业的重要特征和显著优势。

　　中医药古籍在存世的中华古籍中占有相当重要的比重,不仅是中医学术传承数千年最为重要的知识载体,也是中医为中华民族繁衍昌盛发挥重要作用的历史见证。中医药典籍不仅承载着中医的学术经验,而且蕴含着中华民族优秀的思想文化,凝聚着中华民族的聪明智慧,是祖先留给我们的宝贵物质财富和精神财富。加强对中医药古籍的保护与利用,既是中医学发展的需要,也是传承中华文化的迫切要求,更是历史赋予我们的责任。

　　2010 年,国家中医药管理局启动了中医药古籍保护与利用能力建设项目。这既是传承中医药的重要工程，也是弘扬优秀民族文化的重要举措，不仅能够全面推进中医药的有效继承和创新发展，为维护人民健康做出贡献，也能够彰显中华民族的璀璨文化，为实现中华民族伟大复兴的中国梦作出贡献。

相信这项工作一定能造福当今，嘉惠后世，福泽绵长。

国家卫生与计划生育委员会副主任

国家中医药管理局局长

中华中医药学会会长

王国强

二〇一四年十二月

王序

二

马 序

新中国成立以来，党和国家高度重视中医药事业发展，重视古籍的保护、整理和研究工作。自 1958 年始，国务院先后成立了三届古籍整理出版规划小组，分别由齐燕铭、李一氓、匡亚明担任组长，主持制订了《整理和出版古籍十年规划（1962—1972）》《古籍整理出版规划（1982—1990）》《中国古籍整理出版十年规划和"八五"计划（1991—2000）》等，而第三次规划中医药古籍整理即纳入其中。1982 年 9 月，卫生部下发《1982—1990 年中医古籍整理出版规划》，1983 年 1 月，中医古籍整理出版办公室正式成立，保证了中医古籍整理出版规划的实施。2002 年 2 月，《国家古籍整理出版"十五"（2001—2005）重点规划》经新闻出版署和全国古籍整理出版规划领导小组批准，颁布实施。其后，又陆续制定了国家古籍整理出版"十一五"和"十二五"重点规划。国家财政多次立项支持中国中医科学院开展针对性中医药古籍抢救保护工作，文化部在中国中医科学院图书馆专门设立全国唯一的行业古籍保护中心，国家先后投入中医药古籍保护专项经费超过 3000 万元，影印抢救濒危珍、善、孤本中医古籍 1640 余种，开展了海外中医古籍目录调研和孤本回归工作。2010 年，国家财政部、国家中医药管理局安排国家公共卫生专项资金，设立了"中医药古籍保护与利用能力建设项目"，这是继 1982～1986 年第一批、第二批重要中医药古籍整理之后的又一次大规模古籍整理工程，重点整理新中国成立后未曾出版的重要古籍，目标是形成并普及规范的通行本、传世本。

为保证项目的顺利实施，项目组特别成立了专家组，承担咨询和技术指导，以及古籍出版之前的审定工作。专家组中的许多成员虽逾古稀之年，但老骥伏枥，孜孜不倦，不仅对项目进行宏观指导和质量把关，更重要的是通过古籍整理，以老带新，言传身教，培养一批中医药古籍整理研究的后备人才，促进了中医药古籍保护和研究机构建设，全面提升了我国中医药古籍保护与利用能力。

作为项目组顾问之一，我深感中医药古籍保护、抢救与整理工作的重要性和紧迫性，也深知传承中医药古籍整理经验任重而道远。令人欣慰的是，在项目实施过程中，我看到了老中青三代的紧密衔接，看到了大家的坚持和努力，看到了年轻一代的成长。相信中医药古籍整理工作的将来会越来越好，中医药学的发展会越来越好。

欣喜之余，以是为序。

中国中医科学院研究员

马继兴

二〇一四年十二月

校注说明

《大河外科》成书于永乐年间，撰者王拳，今江苏省淮安市人，约生活于明初，生卒年不详，生平未见记载，无从考证。

《大河外科》分上、下两卷，卷前有万历庚戌（1610）乔壁星《重刻大河外科引》和嘉靖丁巳（1557）王时槐《刻大河外科序》。上卷记载了36种外科疾病并附图；下卷附方72首，除上卷各病治法中提到的方剂外，还有一些治疗外科疔肿疮疖的方剂。

该书自明末以来便未见国内流传，亦未见国内其他医药古籍提及。本次考证该书实际有6个版本，但有4个版本（其中2个为刊本）存于日本。天津图书馆藏刻本目录有本书名但馆中无书。抄本2个，其中宁波天一阁藏抄本尚湮没于古籍堆中，有待整理上架。刊印最早、保存最好、印刷较精的是藏于日本国立公文书馆内阁文库的《大河外科》。

本次整理所选底本为日本国立公文书馆内阁文库藏本（番号：子050-0004），即明万历三十八年（1610）官刻本，曾一度被视为孤本。此为该书现存最早的版本，系足本、序刊本。以中国科学院图书馆藏明刻《回生外科医方》残本和北京大学图书馆藏《大河外科》鹿仓氏影抄本为主校本。①丹波元简《医籍考》谓"《大河外科》，又曰《回生外科医方》"。考现藏于中国科学院图书馆（编号：263051）的明刻《回生外科医方》残本（具体刊刻时间不详），其主要内容、文字、图示与《大河外科》完全一致，不同之处仅在版式及该书下卷书页天头处额外刻印有《附秘论二十三方》，所以可以认为《回生外

科医方》实为《大河外科》更名翻刻扩充本，惜此版本下卷
"治臁疮久不愈"以下缺失。②《大河外科》鹿仓氏影抄本，系
日本嘉永元年（1848）影抄明三台余象斗刻本，内盖有"鹿仓
家藏"印章，现藏于北京大学图书馆（编号：LX/6520）。鹿仓
氏影抄本为足本，清晰而完整，其封面书名为"大河外科"，经
与上述《回生外科医方》残本比较，其文图内容及版式完全一
致，且书中亦写有"回生外科医方"字样，故鹿仓氏影抄本实
为上述《回生外科医方》的完整抄本。校注时以此二版本为主
校本，即先以明刊《回生外科医方》残本对底本相应内容进行
通校；对于底本中有、该残本中无的内容，则用鹿仓氏影抄本
进行通校。

　　由于本次整理发现了本书内容来源的一些线索，故以内容
来源的相关著作之通行本为他校本。①《大河外科》的文字与
《医方类聚》（朝鲜·金礼蒙等撰，1477 年刊印，盛增秀等重
校，人民卫生出版社 2006 年版）所收录的《疮科通玄论》有关
字、句、意相似，系抄录、缩减或化裁，很多地方甚至雷同。
且《大河外科》上卷及下卷前半部分文字内容与《疮科通玄
论》几乎一致。惜《疮科通玄论》已佚，故将《医方类聚》作
为校注的主要参考书籍。②《大河外科》上卷某些疾病的论述
及下卷部分方剂，与 1569 年窦梦麟补辑明代以前外科诸书而著
成的《疮疡经验全书》（上海古籍出版社 2002 年出版）相应内
容也相近，本次校注时亦将此书作为重要参考书籍。

　　本次全面整理，以保持原貌为原则，据现代要求进行编排、
标点、校勘、注释、清晰图形等工作，说明如下：

　　1. 原书为竖排，本次校注按今阅读习惯改为横排，原书方
位字"右"按现版式改为"上"。

2. 原书仅上卷列有目录，下卷无目录，本次校注将下卷各方剂名编入目录。原书目录明显印刷或保存中笔画脱落处，均按原书正文予以更正，不再出注。

3. 原书无句读，本次校注按文意标点。

4. 原书古字、异体字、俗写字、药名均统一以今规范字代替；繁体字直接采用简化字；通假字则出校说明通假关系。

5. 对于明显的笔划残缺、磨损，但仍能确定之字（如"紫疔疮第五"之"紫"字原缺，锁喉疮二十九中"蟾酥丸"的"丸"原作"九"等），径改不注。

6. 字迹模糊难辨、通过主校本能确定的，校正并出注；不能确定者则按虚阙字处理，用"□"表示，不出校。

7. 原书中疑有错讹而各本相同的字词，仍照录，个别采用理校出注。

8. 原书36幅插图的部分区域存在笔墨脱落、模糊不清的问题，本次校注在原图的基础上进行了补绘、清晰化处理，使之既保持原貌，又清晰美观。

9. 原书下卷"治梅疮方"有两处，为方便阅读及方剂名称排序，分别加上"（一）""（二）"以示区别；"醉仙散""秦艽散"所治病证中，用"又方"作为条目名称，现分别改为"（醉仙散治症）又方""（秦艽散治症）又方"。

10. 校注时给出了一些与本书某些内容来源有关的参考信息，方便读者更好地理解和研究原文。

11. 原书引言末"引竟"字样、序言末"大河外科序毕"字样、上卷末"大河外科上卷终"字样、下卷末"大河外科下卷终"字样，校注时均予删去。

重刻大河外科引

昔佗能视脏，立化脍疽①；伯宗徙痈于树②，江左解毒为痂③，皆神术也。惜其书不传！乃今"大河外科"，异人所授。一日里人④京兆云蛟黄公，持是书寄余。余爱其直指简要，然所列状，皆险怪可骇，患是者百不一二，间有之，按籍而治，随试辄效。独计今海内额外之科⑤，赤子疮痍，蜀复加以旱灾，人人称病。余多方抚之，尚不能俾其全活。嗟嗟，医与政通，政贵因时。譬其人血气尪⑥溃，姜、桂、乌喙⑦之药类若枘凿⑧，

---

① 佗能视脏立化脍疽：语本《三国志·魏书》："广陵太守陈登得病，胸中烦懑，面赤不食。佗脉之曰：'府君胃中有虫数升，欲成内疽，食腥物所为也。'即作汤二升，先服一升，斯须尽服之。食顷，吐出三升许虫，赤头皆动，半身是生鱼脍也，所苦便愈。"

② 伯宗徙痈于树：语本《南史·薛伯宗传》："时又有薛伯宗善徙痈疽，公孙泰患背，伯宗为气封之，徙置斋前柳树上。明旦痈消，树边便起一瘤如拳大。"

③ 江左解毒为痂：语本《酉阳杂俎》："许卑山人言，江左数十年前，有商人左膊上有疮，如人面，亦无他苦。商人戏滴酒口中，其面亦赤。以物食之，凡物必食，食多觉膊内肉涨起，疑胃在其中也；或不食之，则一臂痹焉。有善医者，教其历试诸药，金石草木悉与之。至贝母，其疮乃聚眉闭口。商人喜曰：'此药必治也。'因以小苇筒毁其口灌之，数日成痂，遂愈。"

④ 里人：指同乡。

⑤ 海内额外之科：海内即国家，额外之科即非医学各科。续下句，喻为官者所做救世济民之事，与医者类似。

⑥ 尪（wāng汪）：身体消瘦。

⑦ 乌喙（huì卉）：乌头别名。又乌头之两歧者，形如乌鸟之喙。

⑧ 类若枘凿：喻不调协，扞格不入。《史记·孟子荀卿列传》："持方枘欲内圜凿，其能入乎？"枘圆凿方或枘方凿圆，指难相容合。

惟在参、苓、糜粥渐调而渐苏之耳矣。余有味①乎是书，重刻以广其传。

万历庚戌岁六月之吉钦差督抚四川军门②临城乔璧星③撰

---

① 有味：有所得，有所感悟。

② 军门：巡抚之别称。

③ 乔璧星：字文见，号聚垣。明代北直隶临城（今河北省临城县乔家庄）人，(1550—1613)，万历八年（1580）进士，万历十年任河南中牟县知县（见《明天启中牟县志》），后任四川巡抚、都察院右监都御史。

刻大河外科序

永乐中，大河王拳得异人秘授，精外科方，密传其子孙者六世，效大显。世莫不知有"大河外科"者，而其书顾益秘，莫有传。

代巡山泉吉公来按闽①，间出一帙，槐得而观之，所论著多朴而不文，往往务为蹇涩重复，杂以俚下之语，岂其故为是，欲以晦其指②，而终秘其传耶？然公昔年尝患肩痈，曰马刀③，治不效，久之得奇方立愈。后数年乃见此书，则向所谓奇方者在焉。槐窃谓，凡遣疾摄形之家，固称多术，要在爱护元气，勿令伐伤，此其大指也。《大河外科》为图三十有六，大抵皆险恶危怪之疾。在庸医且骇悸眙愕④，即往往下峻烈猛毒之剂，急攻其内，蕲⑤速效旦夕，故一臂疡肘癣，而辄不救者，则伐元气之过也。而此书附载诸方，多疏解销⑥导，达支而卫本，此其所以为敪。嗟夫，海隅塞外，异时羽书⑦相闻，良足畏。顾驱除在机⑧，术何如耳？而慎毋毕耗吾民力。此殆亦元气之

---

① 按闽：到福建巡察。

② 指：通"旨"。

③ 马刀：病名，即马刀疮。语出《灵枢·经脉》："其痈坚而不溃者为马刀挟瘿。"

④ 骇悸眙（yí宜）愕：惊恐、不知所措貌。

⑤ 蕲（qí祈）：同"祈"，意为祈求。

⑥ 销：同"消"。

⑦ 羽书：古用鸟的羽毛标记文书以示紧急，故叫羽书。

⑧ 驱除在机：指抵御侵略的关键在于国力强盛。即爱护元气，才能抵御疾病侵袭。机，要害，关键。

说，而忠诚忧世，真为社稷计者，将必于《大河》有取哉。书故抄本，督屯宪佥黄君朏一见，谓宜广其传，遂相与请于公付梓云。

嘉靖丁巳六月福建按察司佥事庐陵①王时槐②序

———

① 庐陵：江西吉安的古称。

② 王时槐：字子植，号塘南。安福（今属江西吉安市）人，（1522—1605），明嘉靖二十六年（1547）进士，授南京兵部主事，历礼部郎中、福建佥事等，年五十罢官讲学，著有《友庆堂合稿》《漳南稿》《广仁类编》等。

目 录

大河外科

二

上卷　诸疮名^①

发背疮第一

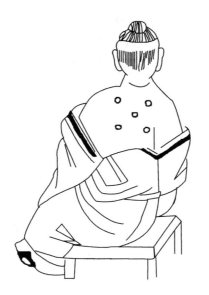

夫发背者，风热邪毒灌于筋骨之间，发在经络之内。忧若^②淫乐，荣卫俱虚。有痰，真气衰残，毒滋^③攻发。

诗曰：风热兼邪毒，真气已衰残。毒攻经络聚，伤筋见效难。

治法：煎当归连翘散，下解毒丸疏通，然后服乳香黄芪散托其外，疮口上蟾酥丸^④。量疮大小，四边肿处贴乳香拔

---

① 诸疮名：据原目录补。
② 若：《疮科通玄论》作"哀"，义胜。
③ 滋：原作"兹"，古医籍中"兹"同"滋"。增益；多。
④ 蟾酥丸：下卷治诸疮方中无此方名，疑即"麝香蟾酥丸"。下同。

毒散。如疮溃，上追毒乌金散去其恶肉，桃花散收敛。

发脑疮第二

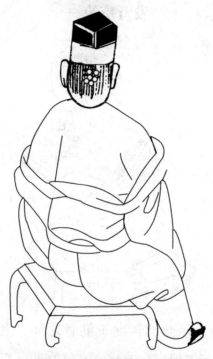

夫发脑者，伏阳结滞，邪毒上壅。或生玉枕之端，或在风池。形如硬疖，渐次溃烂，遍生①痛如刀剜，赤肿无脓。

诗曰：逆则有黄水，顺则有白脓。此病生居人脑后，依方速治莫从容。

凡发脑与发背同法治之②。

---

① 生：通"身"。

② 凡发脑……治之：根据本书体例，此句前当有"治法"二字，但原书多处缺失，校注时一律维持原貌。

发鬓疮第三

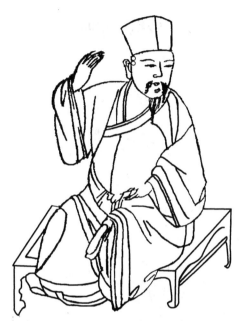

夫发鬓者，风邪积毒手阳明经，客于会合①之前，灌在关后②。形如米粒，渐次赤肿，遍身热③，疮尖有脓血，沉困，头眩，生吐逆。

诗曰：脾邪胃热鬓疮生，内连经络手阳明。早选明医求妙药，吐逆生寒病必成。

---

① 会合：《疮科通玄论》作"听会"，义胜。

② 关后：《疮科通玄论》作"上关之后"，据本病插图位置，此说于义为长。

③ 遍身热：《疮科通玄论》作"遍生疼"。按"发鬓疮"，为疔疮的一种，若治疗或护理不当，引起疔疮走黄，可致全身发热和身体疼痛，故"遍身热""遍身疼"二说均可。

治法：先服当归连翘散下解毒丸，先疏利。后服消风散^①去其风热。疮口上用追毒散贴之。

发髭疮第四

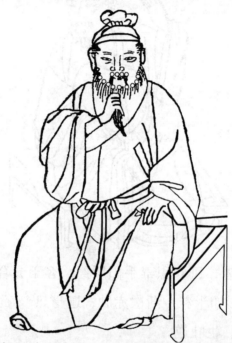

夫发髭者，脾胃虚热，心肺邪风上攻禾髎之端，多在承浆之侧。形如羊刺^②，四边肿硬痛难禁。黄水流时，麻

---

① 消风散：下卷治诸疮方中无此方，《医方类聚》卷一九一引《疮科通玄论》："（消风散）治一切风热上攻，头面浮肿生疮，偏正风头风，并宜服之。柴胡（去苗）、羌活、当归（去芦头）、防风（去芦头）、川芎、甘草各等分，上为粗末，每服三钱，水一大盏，生姜三片，煎至七分，去滓温服，食后临卧。"

② 羊刺：《疮科通玄论》作"风刺"。《本草纲目》"刺蜜"项下云"高昌有草名羊刺"，此处当是借植物羊刺描述疮形。

痹憎寒①，生吐逆。

诗曰：伏阳攻心肺，虚热注三焦。火速求先术，一齐治本标。

治法：先服当归连翘散。疮口微擦破，上贴针头散、神应膏。如肿热大，调乳香拔毒散贴之。痛者，用乳香黄芪散。

紫疥疮第五

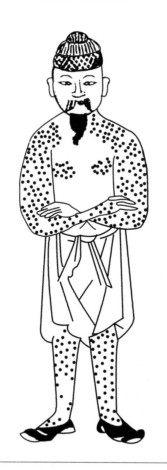

---

① 憎寒：原作"增寒"，据文义改。下同。

夫紫疥^①者，腹中毒气^②，经络相传。发于定脉之关^③，疮生形如^④紫疥，或疼^⑤或^⑥痒，遍身不拘何处，顶黑陷心，传至腹中^⑦，呕逆。

诗曰：神昏^⑧多困倦，恍惚^⑨似绳缚。此疾人多有，根连筋骨过^⑩。肚中毒气尽^⑪，荣卫两相侵。速涤腹中垢^⑫，秋灸夏宜针。

治紫疥法与疔相同。

---

① 紫疥："紫"字原缺，"疥"原字模糊，据《回生外科医方》补正。
② 腹中毒气："腹""毒"二字原字模糊，据《回生外科医方》校正。
③ 定脉之关："脉""之"二字原字模糊，据《回生外科医方》校正。"定脉之关"何指，待考。
④ 如：原字模糊，据《回生外科医方》校正。
⑤ 疼：原字模糊，据《回生外科医方》校正。
⑥ 或：原字模糊，据《回生外科医方》校正。
⑦ 传至腹中：此四字原字模糊，据《回生外科医方》校正。
⑧ 昏：原字模糊，据《回生外科医方》校正。
⑨ 惚：原缺，据《回生外科医方》补。
⑩ 过：原字模糊，据《回生外科医方》校正。
⑪ 尽：原字模糊，据《回生外科医方》校正。
⑫ 涤腹中垢：此四字原字模糊，据《回生外科医方》校正。

火赤疮第六

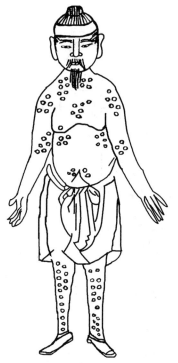

夫火赤疮者，气血虚残，邪毒攻发。初生赤色，燎浆①走胤②似脓泡；黄水流时，沾破皮肤如火燎。

诗曰：风气伤肌体，邪热损皮肤。火赤之疮如火燎，凉肌补肚自然枯。

治法：先煎消毒散，去渣，冷用鸡毛扫去疮上。后服当归连翘散，或服乳香黄芪散亦可。

---

① 燎浆：即燎泡，指皮肤上因热而起的水泡。参见《医宗金鉴·外科心法要诀》："初起小如芡实，大如棋子，燎浆水疱，色赤者为火赤疱。"

② 走胤（yìn 印）：走窜相续之意。胤，相续。

红丝疮第七

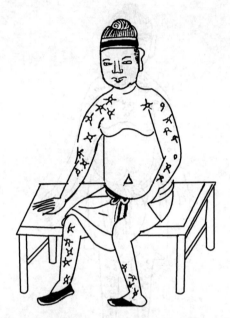

夫红丝者，心肠积毒，气血相凝，灌于经络之间，发在肌肤之上。红丝贯穿，或疼或痒。血箭行时，晕①到心间，人必死。

诗曰：红丝红箭一般形，皆因风热客相乘。若要速医疮得效，当头砭刺显奇能。

治法：先针，当晕刺之，及疮首微刺破出血，上贴针头散。用当归连翘散下一解毒丸，疏其风热，调和荣卫。

---

① 晕：红晕，指红丝末端充血部位。

鱼脊疮第八

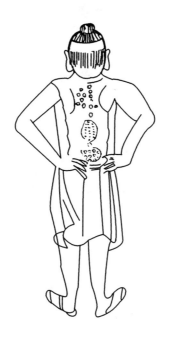

夫鱼脊[1]者，脏中精冷[2]，虚热得传经络筋骨之间，发动不知何处。初如疽疖，破时黄水流，生白泡，似鱼脊。

诗曰：此病多因脏腑寒，盖缘真气已衰残。早寻追毒方速效，贯脓烂肉治时难。

治法：先服当归连翘散、乳香黄芪散。疮上贴针头散、追毒乌金散。量疮用药。

---

① 鱼脊：《疮科通玄论》作"鱼脐"。
② 精冷：《疮疡经验全书》《疮科通玄论》均作"积冷"。

骨疽疮第九

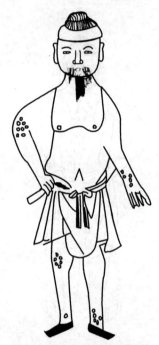

夫骨疽者，血凝气滞，彻骨酸疼，风毒邪热侵乎荣卫。痒闷，自然肿①痛难禁。日久成脓，宜用针破。

诗曰：骨疽骨破一般名，骨髓原来是肾经。邪热外侵寒在内，血凝气滞总酸疼。

治法：温经活血。如不愈者，酒服黄芪丸、乳香黄芪散。如成脓，用针刺破，捻入蟾酥丸、追毒散。溃时量疮用药。

---

① 自然肿：《疮科通玄论》作"次然发肿"。

冷疳疮第十

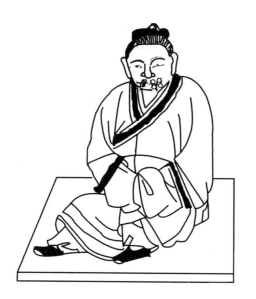

　　夫冷疳者，脏腑虚寒，腠理毒恶，损伤荣卫。外边臁^①破时，脓水泡如疳，日久将深，骨髓损伤，人必死。

　　诗曰：血疳风热注皮间，赤晕行时定紫疳，风疳四肢如痒疥，冷疳脓水不会干。

　　治法：当服消风散、解毒之药。此四症相类，治法各别。

---

　　① 臁：原作"臁"，古医籍中常将"臁"俗写为"臁"。下同。

血疿疮十一

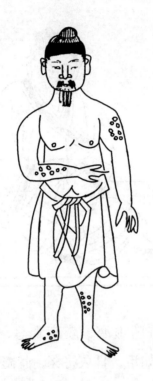

夫血疿者,脏中虚弱,邪气相侵,发于肌肤。初如紫疥,破时出血,遍身行处,成疮血晕,损伤皮肉,一般相似。

诗曰:邪气相乘真气衰,风毒闭塞不能开。脏中积冷成虚热,疮生遍体步难抬。

治法:先服当归连翘散祛风,久且[1]和血。疮上搽乳[2]

---

① 久且:俗语,即时间稍长。《疮科通玄论》作"又宜"。

② 乳:《疮科通玄论》作"麝"。《新刻图形枕藏外科》:"(乳香轻粉散)乳香一两、白矾三钱、轻粉五钱、没药一两、麝香五分,右共为末,敷疮口。"其与本书下卷"麝香轻粉散"药味组成相同。

香轻粉散。

风疳疮十二

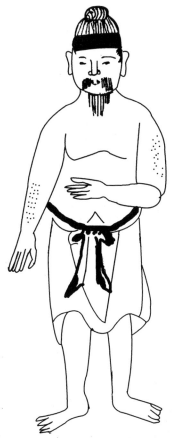

　　夫风疳者，经连脾胃，络足阳明，客于谷道①之端，注于承山之侧。初生癣疥，破时黄水浸成疮。风湿相传，毒恶所攻生遍体。

---

　　① 谷道：指后窍，即直肠到肛门的部分。《疮科通玄论》作"然骨"，义胜。

诗曰：寒湿相传病在脾，或时痛痒不须疑。麻木不随①皮破裂，不识根源病较迟。

治法：先服黄芪丸，搽如圣膏。

鸦啖疮十三

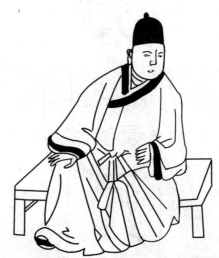

夫鸦啖者，胎中受症，血气虚邪，腠理相侵。发于皮肤之上，初生如钱窍，后烂似鸦啖。日久将深，脏腑损伤，无可治之术。

诗曰：血脉相传脏腑虚，胎中邪热未能除。初生疮口如钱窍，后似鸦啖乃破枯。

此症小儿先服解毒丸，如麻②大。用鸦啖散、麝香轻粉散搽之。

疔肿疮十四

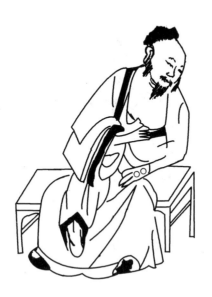

夫疔肿者，血凝气滞，风热相搏，发于经络之间，注在毛窍之内。形如粟粒，或痛或痒，遍身麻木，头眩寒热，时生吐逆，神昏恍惚。

诗曰：荣卫相凝毒气攻，发于毛窍定昏凶。寒热头眩生吐逆，四肢烦乱目如朦。

治法：先服当归连翘散下解毒丸疏其内，后酒服乳香黄芪散、乌金散①去其毒肉。桃花散收敛之。

---

① 乌金散：据本书下卷及《疮科通玄论》，疑为下卷治诸疮方中"追毒乌金散"的简称。

青疔疮十五

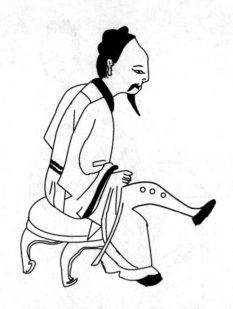

　　夫青疔者，肝脏毒气，胆腑邪风，灌于经络之间，发于筋骨之内。离火盛，舌强语涩神昏。坎水虚，寒热烦燥。

　　诗曰：离火炎炎夏日生，强阳烦燥主心惊。若逢甲乙①当为瘥，壬癸②方知命不荣。

　　治法：同前疮服药，贴之。

---

① 甲乙：天干纪日中的甲日、乙日。
② 壬癸：天干纪日中的壬日、癸日。

赤疔疮十六

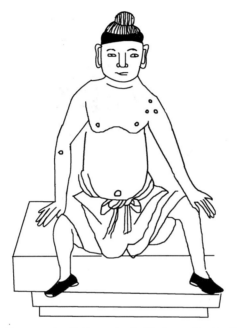

夫赤疔者，心火邪热，必发惊狂。先疏通其内，后治其外。

诗曰：疔容虽赤病根同，从便逢仙无捷功。我有马蹄香①绝品，管教俄顷谢天公。

---

① 马蹄香：《新修本草·草部中品》："杜衡，叶似葵，形如马蹄，故俗云马蹄香。"杜衡为马兜铃科植物。另据《中华本草》考证，《陆川本草》所载"马蹄蕨"又称"马蹄香"，《陆川本草》谓其"清凉败毒，治疮痈疖肿"，系观音座莲科植物福建观音座莲的根茎。此处用马蹄蕨为宜。

白疔疮十七

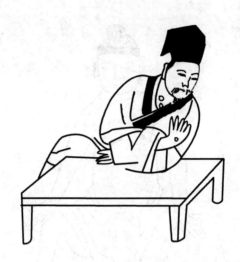

　　夫白疔者，大肠虚热，肺腑邪风，外乘皮肉之间，发于毛窍之内。初生白色，燎浆走胤脓泡，咳唾稠粘，鼻口干，咽喉燥热。

　　诗曰：逢庚当盛两宜砭，肺与皮毛相贯穿。咳唾病连咽隔滞，调和血气始能痊。

　　凡此症，属肺腑受病。先服乳香黄芪散，外用针头散或蟾酥丸。疼，用追毒乌金散。

黑疔疮十八

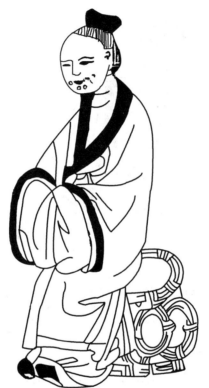

夫黑疔者，膀胱虚热，肾脏邪风，外攻两耳之端，发在毛窍之内。初生黑色，麻木，硬似石砖。恍惚心惊，沉困神昏贪睡。

诗曰：此症多因肾脏寒，旺冬属水本根源。疮形紫色须先救，神昏呕吐治时难。

治法：亦与前疮同。服当归连翘散，外贴透骨膏①。

---

① 透骨膏：本书下卷有"透骨散"，无"透骨膏"。《疮科通玄论》有"透骨膏"，组成功效和本书透骨散同。

黄疔疮十九

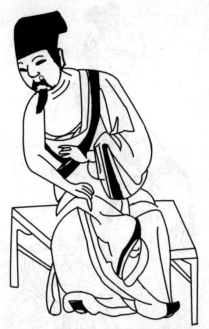

　　夫黄疔者，脾中受热，胃气邪风，起于唇齿之端，发在人中之侧。初生黄色，四边麻木如痹，手足难抬，烦燥心惊呕逆。

　　诗曰：戊己①原来病在脾，上攻唇口齿灾危。土旺四季难为瘥，甲乙相干病较迟。

　　治法：与前症同，以透骨膏贴之。

---

　　① 戊己：古人用天干纪日，并内应脏腑。戊己五行为土，故代指脾。

冷疔疮二十

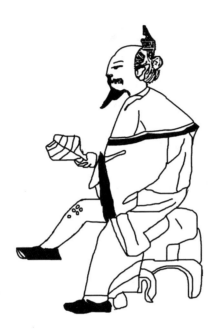

夫冷疔者，高粱之变，风湿余毒，太①阴久冷，攻于膝下。初生如米，渐成溃烂色如煤。败血来浸，骨肉损坏成大患。经年骨节疼，累岁不生肌。

诗曰：风湿相传足太阴，邪攻荣卫并交侵。寒毒定知生痛痒，阴蚀成疮转不轻。

治法：先服黄芪丸、乳香黄芪散。疮口上用铁粉散、追毒丸②去恶肉，用桃花散收敛之。如疼，煎洗毒散洗之。

---

① 太：原作"大"，据《回生外科医方》改。下同。
② 追毒丸：此方即下卷治诸疮方中的"追毒散"。

阴蚀疮二十一

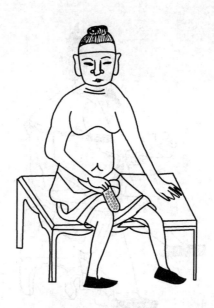

　　夫阴蚀者，脏中虚怯，肾气衰残，风邪入腑，毒恶损伤荣卫。或时痛痒，渐成窍作痔，脓水流，须用神方速效。

　　诗曰：肾弱衰残邪气伤，阴毒溃烂变成疮。蛇床地骨频涤洗，更用先贤秘效方。

漏睛疮二十二

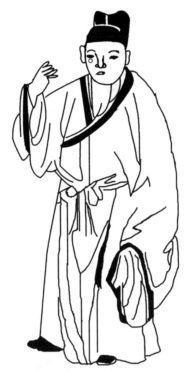

夫漏睛者，肝脏毒气，小肠邪风，外攻肾端，灌于瞳人。初生痒疼，渐成脓水色如疳。日久睛昏，气败肝绝，无方救之。

诗曰：肝伤多眼病，肾损必暗枯。黄连地骨频来洗，补肾宣肝病自无。

治法：先服黄芪丸[①]、消风散，用黄连地骨皮煎汤洗。贴追毒散收敛。

---

① 丸：疑脱，据《疮科通玄论》补。

臁疮二十三

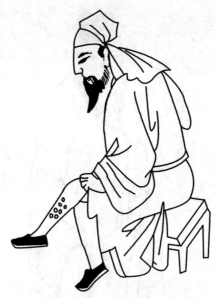

夫臁疮者，肾脏虚寒，邪毒并攻三里之傍，阴交之侧。下焦久损，渐次溃烂①难抬。风湿相合，骨肉损伤。

诗曰：此症多因肾脏寒，终年脓水不曾干。依取神方来洗净，正法推医定有欢。

治法：先用洗毒散洗净疮口，搽麝香轻粉散，神应膏贴之。服当归黄芪丸②。

---

① 烂：《疮科通玄论》"烂"后有"步"字，疑脱。

② 当归黄芪丸：下卷治诸疮方中无。《素问·病机气宜保命集》卷下："（当归黄芪汤）治诸疮疡，脏腑已行，痛不可忍者……当归、黄芪、地黄、地骨皮、川芎、芍药各等分，上㕮咀，每服一两，水一碗煎至五分，去滓温服。"

瘰疬疮二十四

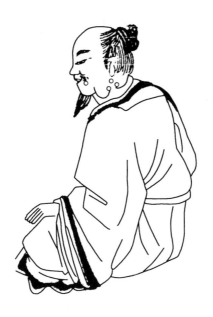

　　夫瘰疬者，风脓实血，四症相侵。风瘰者，热盛余毒；脓瘰者，虚寒在肺；实瘰者，脾胃虚热感邪风；血瘰者，血气攻心多赤色。风脓实血，五脏各分别。

　　诗曰：四般瘰疬一般方，壮热憎寒甚若狂。但得真传如圣饼，更加神应妙难当。

　　治法：四症皆同。如疮不破，当灸破，上用如圣饼子、神应膏贴之。又服疮药。

耳疳疮二十五

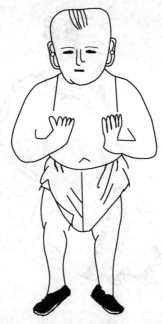

　　夫耳疳者，风邪入脑，肾脏虚寒，上攻两耳之中，浸渍肌肤之上。连年不效，作成脓水扑人腥；与肺相通，腐烂蚀肌生秽气。

　　诗曰：疳耳根元①肾脏虚，风邪传入小肠居。龙麝枯矾轻粉末，攻除神效立消之。

　　治法：用麝香轻粉吹入耳内。

---

　　① 元：同"源"。

骨槽风疮二十六

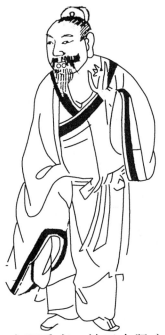

　　夫骨槽风者，大阳受症，结于大肠之间①；邪毒交乘，灌于经络之内。牙②根作痛，聚成败血似刀剡；风热相凝，堵塞咽喉连腮肿。

　　诗曰：阳明邪热大肠虚，邪气攻壅在此居。败血灌侵牙齿痛，乘风热毒苦相持。

　　凡治风肿牙痛、骨槽风，服乳香荜茇散及当归连翘散。

---

　　① 大阳受症，结于大肠之间：《疮科通玄论》作"大肠受证，络手阳明"。

　　② 牙：原字模糊，据《回生外科医方》校正。

便痈疮二十七

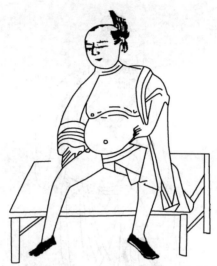

夫便痈者，膀胱虚热，肾脏邪风，壅结气海之间，发在丹田之侧。离火盛，伏郁气结于膏肓；坎水虚，残邪热攻于肌体。

诗曰：膀胱虚热并相攻，肾脏邪风必注壅。神方若得两途治，火泄三焦气自通。

治法：先服当归连翘散或通圣散①，肿处用乳香拔毒散贴。如不散发脓者，针破脓出，膏药贴之。

---

① 通圣散：《疮科通玄论》中"圣"字作"开"。本书未载此方。《圣济总录》卷一三二："治诸般恶疮，通圣散方：谷精草（炒）、天南星（炮）、贯众（炒）、黄柏（炙）各一分，麝香半钱。上五味，捣研为散，每用少许，干掺疮上。"

喉闭疮二十八

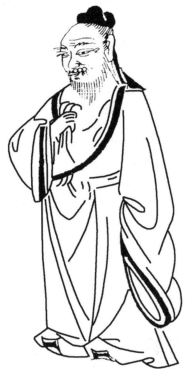

　　夫喉闭①者，风热血气相凝，发于小舌②两傍，注于重楼③之上。全身不遍④，荣卫有伤；百脉相通，一万三千五百数⑤。

---

　　① 闭：《疮科通玄论》作"痹"；"闭"与"痹"相通。

　　② 小舌：即悬雍垂。

　　③ 重楼：此处指咽喉。

　　④ 不遍：《疮科通玄论》作"之户"。

　　⑤ 一万三千五百数：《灵枢·五十营》："一万三千五百息，气行五十营于身。"指人每日呼吸一万三千五百次，气在全身循行五十周，令百脉相通。

诗曰：风热上攻咽喉痛，血凝舌本必发疮。堵塞重楼生壅滞，医工勤治细消详。

治法：先服凉药洗心，疏利上膈，次用吹喉散治之。

锁喉疮二十九

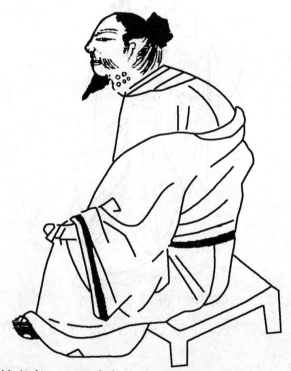

夫锁喉者，心经毒气，小肠邪风，发于听会之端，注于悬①膺之侧。初生如瘰疬，渐次肿破结痈。毒气相凝，闭塞咽喉。

诗曰：风毒结成锁喉痈，气血发开腐化脓。毒气上攻

---

① 悬：通"玄"。

生肿痛，悬膺闭塞苦难通。

治法：先服当归连翘散，疮上贴乳香拔毒散。如成脓，以针刺破，上以蟾酥丸、追毒散膏药贴之。

发乳疮三十

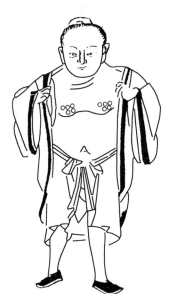

夫发乳者，内攻毒气，外感风邪，灌于肌肉之间，发在乳房之侧。渐成核聚不散，结为痈疽。荣卫相凝，脏腑损伤，生此肿痛。

诗曰：风邪传至腑，毒气并相攻。血脉俱凝滞，结块乳房中。

治法：先服当归连翘散，次服黄芪散①。疮口上贴追毒散、神应膏。

---

① 黄芪散：《疮科通玄论》作"乳香黄芪散"。

火殒疮三十一

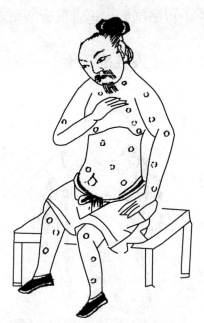

　　夫火殒者，心经毒热，大感邪风，发于血脉之间，注在肌肤之上。初生赤色，渐成肿破串皮红；火气相连，阳盛阴衰生此症。

　　诗曰：邪热侵连真气伤，血凝经络不相当。肌肉败伤生肿痛，和解三焦便得康。

　　治法：先服当归连翘散，又煎消毒散扫之。

缠肠痈三十二

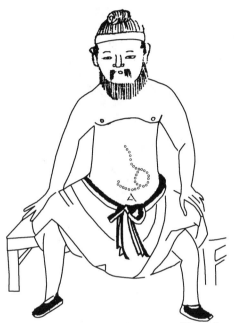

　　夫缠肠者，肠肉血凝气滞，週廻①运度，不能相通，聚结成痈，因生肿痛。

　　诗曰：毒气流行传至脾，结于肠内不能通。小腹脏中壅塞住，成疮名曰缠肠痈。

　　治法：先服当归连翘散下解毒丸，次服乳香黄芪散。如不散者，脓成自透，方用针深刺，脓出，疮口上用膏药贴之。如何②显迹，内有成脓者，但服乳香黄芪散，自然脓出于大小便也。

---

　　①　週廻：即"周回"，环绕、回环之意。
　　②　如何：《疮科通玄论》作"如外无头"，义胜。

牙疳疮三十三

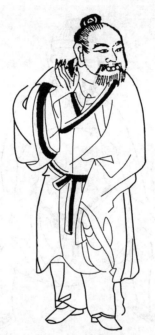

夫牙疳者，脾中邪热，胃气余毒，上攻唇齿之端，注在牙根之侧。或时肿痛，化为腐肉成疳蚀；败血来浸，溃烂牙槽生秽气。

诗曰：脾胃热虚邪毒攻，变生败血在其中。牙槽蚀损连根肿，良医细审即成功。

治法：先服当归连翘散，疳蚀处贴青金膏。

水流麻根疮三十四

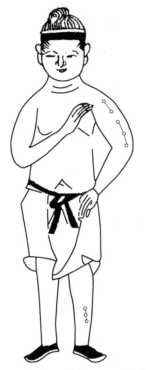

　　夫水流麻根者，膀胱阴怯，心火余毒。发在血脉之间，病生不拘何处，肉烂，皮伤，肿痛。

　　诗曰：虚阳消息少人知，此症麻根患者稀。呕逆头痛连百节，宣肠活血莫狐疑。

　　治法：先服当归连翘散下解毒丸。痛者，乳香黄芪散。疮口上贴追毒散。

赤瘤疮三十五

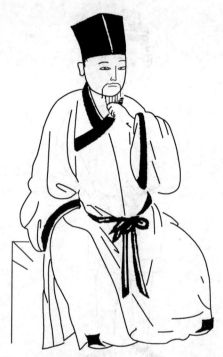

　　夫赤瘤者，风邪毒气，荣卫浮行，相犯经络之间，发在肌肤。或因药势感风热，在其脏腑余毒，血脉贯串生赤肿。

　　诗曰：阳毒邪风浮脉行，荣卫虚残气滞凝。发在皮肤成肿晕，凉肌活血有方能。

　　治法：先服解毒丸，煎消毒散扫之。

疥癣疮三十六

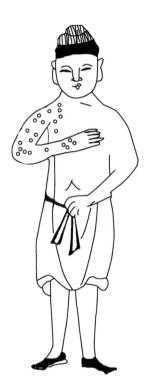

夫疥癣者，心火炽热，肾水虚寒，传于皮肉之间，发则肌肤燥痒，爬①成疮疥，生于遍体。

诗曰：肾水虚寒邪气攻，遂令风湿暗相通。心火盛时多燥痒，升麻圣散②快收功。

---

① 爬：《疮科通玄论》作"抓"。
② 升麻圣散：据下文，为"升麻和气饮"与"如圣散"之合称。

治法：服升麻和气饮①，搽药如圣散②。

---

① 升麻和气饮：下卷治诸疮方中无。《太平惠民和剂局方》卷八："（升麻和气饮）治疮疥发于四肢，臀髀痛痒不常，甚至憎寒发热，攻刺疼痛，浸淫浮肿。又癞风入脏，阴下湿痒，耳鸣眼痛，皆治之。干姜、熟枳壳各半钱，干葛、熟苍术、桔梗、升麻各一两，当归、熟半夏、茯苓、白芷各二钱，陈皮、甘草各一两半，芍药七钱半，大黄（蒸）半两。上为锉散。每服四大钱，水一盏半，姜三片，灯心十五茎，煎至七分，去渣，食前服。"

② 散：《疮科通玄论》作"膏"。

下卷　治诸疮方

神仙金丹

治疔黄，八般①痈疽，诸恶毒疮。

乳香一钱　没药二钱　巴豆去壳，二钱　孩儿茶　海乳石②半两，火煅③　草乌一两

上为末，酒打面糊为丸，如绿豆大。每服十五丸，呕逆加三五丸，冷酒吞下。

夺命丹

治疔黄疮，邪气入内，烦闷不已。兼治发背、痈疽、恶疮等毒，极有神效。

朱砂一钱　胆矾　血竭　铜绿各一钱　白矾二钱　雄黄二钱　蟾酥一粒　轻粉④

上为末，面糊如梧桐子大。每服用葱白三寸，病人自嚼碎，吐出葱，噙汁口内，热酒送下，被盖取汗出为妙，每服一丸。

---

①　八般：多种之意。

②　海乳石：海浮石的别名。

③　煅：原作"煆"。高温炮制法。古医籍在描述药物炮制方法时，"煅"字常讹作"煆"。

④　轻粉：原无用量。与本方相似的《医方类聚》卷一七九所录《经验良方》引曾守壹方"夺命丹"中有轻粉，用量半钱。

乳香黄芪散

治一切恶疮、痈疽、发背、疔疮，肿疼入腹，昏愦呕吐。成浓①速散，并恶物打破伤损筋疼，产后腹中疼，恶物不下。

金银花一两五钱　皂角针②□两　贝母去心③，四钱　天花粉四钱　当归尾五钱　滴乳香④五钱　大黄五钱　穿山甲用蛤粉炒黄色，去⑤蛤粉　没药三钱　木鳖子去壳，三钱　甘草三钱　赤芍药□钱　防风二钱五分　香白芷二钱五分　陈皮一钱五分　黄芪五钱

上为粗末。每服五钱，用水一⑥钟半煎至八分，去渣，随病上下服之。

麝香蟾酥丸

治一切痈疽、发背、疔疮。内毒不破，针破，捻药在内，上用神应膏药贴之，其疮即痊。

蟾酥五分　明信⑦一钱　雄黄一钱　巴豆十五个，去油轻粉五分　乳香⑧　麝香半⑨钱

---

① 浓：通"脓"。《回生外科医方》作"脓"。
② 皂角针：皂角刺的别名。
③ 心：原脱，据药物修制法补。
④ 滴乳香：指类圆形如液滴状的乳香小颗粒，又称"乳香珠"。
⑤ 去：原脱，据药物修制法补。
⑥ 一：原脱，据《疮科通玄论》补。
⑦ 明信：即信石，指信州砒石，《本草图经》谓其"明澈不杂"，故俗称"明信"。此为炼制砒霜的原料。
⑧ 乳香：《疮科通玄论》中用量为半钱。
⑨ 半：原脱，据《回生外科医方》补。

上为末，用寒食面①三钱，滴水丸，如麦状。量人大小用度。

铁粉散

专治冷疔疮，大效。

黄丹②一两　生铁粉二两　麝香炒③，少许　轻粉半钱
松香五钱

上为末，用清油调贴疮口上，立愈。

透骨散④

治疔疮、肿毒有效。

蟾酥半钱　八角茴香一个，阴干　硇砂三钱　轻粉二钱
麝香一分　巴豆研如泥，下药十粒，去壳

上研极细末，以油纸裹定。或遇疔疮、诸恶疮，用针微刺破，沾药少许，其疮自然散。如不散者，一贴追毒药即溃。

蓝青散

治一切丹毒，赤肿身热，肌肉溃烂。若毒气入腹则伤人。

---

① 寒食面：一种面制品。参见《外科正宗·杂疮毒门》："用白面一斤，外再以面半斤，水调稠浓，赶成薄片二块，将前面包合于内，周遭捏紧；于清明正日蒸熟，挂透风处阴干，用面包藏，勿经女手，越久越效。"

② 黄丹：铅丹的别名，由铅、矾石、硝石等合炼而成，主要成分为四氧化三铅。

③ 炒：麝香不宜炒制，《疮科通玄论》所"炒"者为生铁粉。

④ 散：《疮科通玄论》作"膏"。

蓝青① 知母 甘草 杏仁 黄芩 升麻 柴胡 寒水石 石膏各一②两 赤芍③ 羚羊角④

上㕮咀⑤，水煎，温服。

解毒丸

治中外诸邪毒，痈肿疮疽，筋脉拘挛，惊悸。

大黄 连翘 黄连 山栀子 黄芩各五钱 滑石一两

上为细末，清水丸，桐子大。每三十丸，温汤下。

通窍⑥散

治一切痈疖、无头肿痛。宜利立愈。

大黄二两 牡蛎五钱 栀子三钱 生地黄二钱 甘草二钱

上㕮咀，水煎，温服，以利为度。

升麻汤⑦

治肺痈，骨疽，灌背疼，口吐脓血臭腥。

薏苡仁 地榆 黄芩 赤芍 牡丹⑧ 甘草

---

① 蓝青：青黛的别名。
② 一：原脱，据《回生外科医方》补。
③ 赤芍：《太平圣惠方》卷九十一"蓝青散"中赤芍用量为三分。
④ 羚羊角：《太平圣惠方》卷九十一"蓝青散"中羚羊角用量为三分。
⑤ 㕮咀：原指用口将药物咬碎，以便煎服。引申为用其他工具切片、捣碎。下同。
⑥ 窍：《疮科通玄论》作"开"。
⑦ 升麻汤：方名"升麻汤"，但组成缺升麻，《普济本事方》卷二"升麻汤"有"川升麻、桔梗"二药，余药同本方，可参。
⑧ 牡丹：指"牡丹皮"。

上㕮咀，水煎，温服。

黄芪丸

治经年虚寒恶疮，多时不效，服之立愈。

黄芪一两，炒　附子四钱　菟丝子①浸酒　茴香②炒

上为末，酒糊为丸。每服三十丸，酒下。

当归连翘散

治一切痛疽，咽喉风肿，衄血、吐血及连咳嗽。

金银花　刘寄奴　黄花地丁　连翘　当归　栀子　大黄　芍药　生地黄

上等分，姜三片，水煎，温服，以利为度。

黄芪汤③

治一切疮肿痛疼不止。

金银花　紫花地丁　风儿草　黄芪　当归　芍药　陈皮　甘草　大黄

上㕮咀，姜二④片，煎服。

乳香拔毒散

治一切痛肿疮疖，消毒止痛。

---

① 菟丝子：《疮科通玄论》"黄芪丸"中菟丝子用量为一两。
② 茴香：《疮科通玄论》"黄芪丸"中茴香用量为一两。
③ 黄芪汤：《疮科通玄论》："（黄芪汤）黄芪二两，当归一两（去芦），大黄半两，芍药半两，陈皮三钱，甘草三钱（炒）。"
④ 二：《回生外科医方》作"三"。

黄柏二两　黄芩二两　地骨皮一两　乳香　没药各□钱

上为末，用井水调，摊于纸上，贴疮肿处即愈。

追毒乌金散

治一切疮内恶肉，追毒溃脓。

巴豆五钱　寒食面二两

上用水调，面打作饼子，将巴豆包定，休教透气，以文武火烧黑色，为末。量疮口用干贴之。

桃花散

治一切恶疮，经验。生肌活血，涂疮去风。

寒水石半斤，炒　白及五钱　地骨皮五钱　虎骨[①]一两　白石脂五钱　白蔹五钱　赤石脂五钱　黄丹一两　乌鱼骨[②]一两　龙骨一两

上为末，量疮搽之。

洗毒散

治一切恶疮，多时不效，风毒寒久冷。

麻黄　地骨皮　蛇床子　紫地丁草[③]

上等分，水煎，温洗之。

观铁膏

治一切恶疮内毒。此药追毒止痛，去死肉、生肌，

---

① 虎骨：现代研究可用塞隆（一种高原鼹鼠）骨代替。
② 乌鱼骨："鳢鱼骨"的别名（《中华本草》）。
③ 紫地丁草：堇菜科紫花地丁及同属多种类似植物的全草。

大效。

桑柴灰　荞麦灰①少许

上，用瓦罐，底钻一穴，以物塞住，将前二灰在内，细细以热水淋之，注满，厚纸封固一伏时，用苇筒插在罐穴中，细细淋尽水，其水干，不用灰罐，却将水倒在小锅内，慢火熬，用铁片徐搅之，交抟②不定，觑③稀稠所得，滴在水内不散为度。

香粉散

专治毒疮，气在肠，呕吐，恶心不止。

乳香　绿豆粉各半钱

上等分，为末。以百沸汤④待温调，一服立愈。

紫金散⑤

治诸般恶疮，追毒，去死肉。

白矾　黄丹二钱　硇砂三钱

上为末，于铫子⑥内炒，令烟尽，贴患处。

---

① 荞麦灰：指荞麦秸秆灰，参见《医方类聚》卷一九一引《疮科通玄论》"铁罐膏"。

② 抟（tuán 团）：意为把东西捏聚成团。

③ 觑（qū 区）：把眼睛合成一条细缝看。

④ 百沸汤：指经反复烧开的水。《本草纲目·水部》卷五："（热汤）释名：百沸汤。时珍曰：按汪颖云，热汤须百沸者佳，若半沸者，饮之反伤元气，作胀。"

⑤ 紫金散：《疮科通玄论》："（紫金散）白矾二两，黄丹一两，硇砂三钱。"

⑥ 铫（diào 吊）子：煎药的器具，形状像比较高的壶，口大有盖，旁边有柄，用陶土或金属制成。

针头散

治一切恶疮，追毒，去死肉。

人言①五钱　雄黄五钱　乳香二钱　没药少许

上为末，搽疮口上，用神应膏封之。

追毒散

治一切恶疮，追毒，去死肉。

巴豆五钱　雄黄三钱　豆粉②三钱

上为末，量疮大小，干贴之。

溃脓散

治一切恶疮。溃脓，活血，去死肉。

白矾　青盐③各等分

上用入铫内，慢熬，水干，研为末，贴疮口上。

遇仙神应膏④

治一切毒气攻心疼，活血破脓，去风生肌，杖疮，贴之大效。

楮枝　椿枝　桃枝　柳枝　槐枝各等分　蛇皮三条　血余一两　没药另研末　乳香另研末　雄黄另研末　血竭另研末，

---

① 人言：砒石的别名。

② 豆粉：参本书"香粉散"，可用"绿豆粉"。

③ 青盐：大青盐的别名，因产地不同而呈青白色至暗白色。

④ 遇仙神应膏：《疮科通玄论》："（神应膏）桃枝、柳枝、槐枝各半斤，木鳖半两（去壳），乳香、没药各半两（另研），当归一两，黄丹一斤。"

一两　当归　羌活　防风　独活　黄丹半斤　木鳖子

上为末，先将油一斤，锅内慢火熬，次下五枝，却下木鳖子、当归，煎焦，去药渣不用，将油又熬，下蛇皮、血余、黄丹，用槐枝不住手搅，待丹性紫色、滴水中不散成珠为度。

吹喉散

治咽喉肿痛①，痰涎塞住②，水半口小③进，并皆治之。

薄荷　甘草　硼砂④　紫河车五钱，一名金线重楼，一名大蜂窝⑤　白僵蚕五钱

上为末，每用半钱，竹筒吹入喉内，立效⑥。

如圣散⑦

治舌出⑧、喉痹。

川芎　桔梗　薄荷　甘草　硼砂

上为末，干搽牙齿，立效。

---

① 肿痛：此二字原字模糊，据《回生外科医方》校正。
② 痰涎塞住："痰"字原脱，后三字原字模糊，据《回生外科医方》补正。
③ 小：《回生外科医方》作"不"。
④ 硼砂：此二字原字模糊，据《回生外科医方》校正。
⑤ 紫河……大蜂窝：原文多字模糊、缺失，据《回生外科医方》补正。"河"字在《回生外科医方》作"荷"。按：此"紫河车"非人胎盘。
⑥ 效：原脱，据《回生外科医方》补。
⑦ 如圣散：《医方类聚》引《经验秘方》："（如圣散）川芎、桔梗、薄荷叶、甘草、盆硝各等分，每用一钱。"
⑧ 出：《医方类聚》引《经验秘方》作"肿"。

麝香轻粉散

治一切痔、阴蚀，兼耳疳、恶疮。

轻粉五钱　乳香　没药　白矾各一两　麝香五钱

上为末，贴疮口上。

如圣膏

治一切风痔、疥癣，痒痛终年不效，一切恶疮。

清油半斤　巴豆三钱　当归五钱　轻粉二钱　黄蜡①三两

上为末，先将清油入锅内，次入巴豆、当归末，后下蜡，溶收搽之。

青金膏

治走马牙疳，蚀损腐烂。

乳香　信霜②　轻粉各等分　青黛二钱

上为末，油调新笔付③在纸上，阴干，每用少许，放患处，以白纸封之。

鸦啖散④

治鸦啖疳疮用。

老鸦毛⑤烧灰　白矾半钱，枯　轻粉　黄丹　麝香少许

---

①　黄蜡：蜂蜡之色黄者。

②　信霜：砒霜的别名。

③　付：通"敷"。涂；搽。

④　鸦啖散：《疮科通玄论》："（鸦啖散）老鸦头一枚（烧灰，细研），轻粉半钱，黄丹半钱，枯白矾半钱，麝香少许。"

⑤　老鸦毛：乌鸦的羽毛。

上为末，先用温水洗净，量疮贴之。

乳香荜茇散[①]

治牙疼槽风。

天麻　防风　草乌　荜茇　细辛　乳香　川芎　硼砂
薄荷　麝香

上为末，用一次[②]，口噙温水嗽之，鼻内吹[③]之。

治梅疮久发成风癣或成疮母[④]，经年不痊

防风五钱　大黄一两　黄连五钱　黄芩五钱　连翘五钱
椒子[⑤]五钱　蛇床子一两　枸杞子五钱　牛蒡子五钱　胡麻仁
五钱　僵蚕三钱　白蒺藜五钱　蔓荆子五钱　蛇蜕一钱　土蜂
窝[⑥]五钱　石龙骨[⑦]五钱　天花粉五钱　甘草一钱　威灵仙
五钱

上为细末，用米糊为丸，每一人可服末药二两，入轻

---

① 乳香荜茇散：《疮科通玄论》："（乳香荜茇散）天麻一钱，防风一钱，草乌一钱，荜茇一钱，细辛一钱，川乌一钱，乳香半钱，红豆一钱，荆芥穗一钱，没药半钱，官桂半钱，当归二钱，川芎二钱，盆硝一钱，薄荷二钱，麝香少许。"

② 用一次：《疮科通玄论》作"每用一字，或半铜钱许"。

③ 吹：《疮科通玄论》作"搐"。

④ 疮母：长时间不消退并可引起漫延的皮肤损害。

⑤ 椒子：椒目的别名。

⑥ 土蜂窝：即土蜂窠、蠮（yē椰）螉（wēng翁）窠的别名，为蠮螉的巢。

⑦ 石龙骨：龙骨的一种。《本草崇原》："（龙骨）入药取五色具而白地碎纹，其质轻虚，舐之粘舌者为佳。黄白色者次之，黑色者下也。其质白重而花纹不细者，名石龙骨，不堪入药。其外更有齿角，功用与龙骨相等。"

粉五分，为丸，用茶汤每日辰、午、夕三服，三日九服，其疮自愈。切忌酒肉并盐味二七日。

治梅疮方（一）

孩儿茶一钱半　滑石一钱半　贝母一钱半　桔梗一钱半
巴豆一粒　轻粉八分

上为细末，用饭为丸，如梧桐子大，朱砂为衣。每服五分，晨、午、晚一日进三服，至五六日见效。

治梅疮方（二）

紫花地丁一两　轻粉三分

上为末，米饭为丸。茶汤送下三十丸，一日三次，二七见效。

治瘰疬初起，未破，作寒热

槟榔　木鳖子二个　草乌半两　葱白连须　蚯蚓粪①
莲逄②如米实大

上用真米醋磨木鳖、草乌二味，入蚯蚓粪调匀，付③
疬上，纸贴之。

如圣饼子

专治瘰疬，神效。口上未破，灸五壮，将一饼贴上，

---

① 蚯蚓粪：《世医得效方》卷十九"治瘰疬初作，未破，作寒热方"："木鳖子二个，草乌半两，以米醋磨，入擂烂葱白连根，蚯蚓粪少许，调匀，敷疬上，以纸条贴，令通气孔尤妙。"
② 莲逄：疑为"莲蓬"。
③ 付：通"敷"。

用神应膏封之。

雄黄三钱　人言半钱　乳香半钱

上为末，酒米糊为饼子，如钱大。如疮破者，贴近疮根，生肌，大效。

消毒散①

治一切恶赤肿瘤，扫之即效。

大黄　黄连五钱　地骨皮一两　朴硝一钱

上为细末，水煎，以鸡毛扫洗疮处。

内托流气饮②

治胁府脐痈。

人参　木香　黄芪　厚朴　甘草　紫苏　桔梗　枳壳官桂　槟榔　乌药　当归　芍药　白芷　川芎

上用姜三片、枣一枚煎。或发热，加柴胡去桂；如痛，加玄胡索、五灵脂；或泻，加附子；胃气不和，加陈皮、半夏；呕吐，加生姜。水煎服。

追风流气饮③

紫苏　桔梗　前胡　羌活　甘草　益母草　防风　苍

---

① 消毒散：《疮科通玄论》："（消毒散）大黄、黄连各半两，地骨皮一两，朴硝三钱。"
② 内托流气饮：《医方选要》："（十六味流气饮）川芎、当归、芍药、防风、人参、木香（不见火）、黄芪、官桂、桔梗、白芷、槟榔、厚朴、乌药、紫苏、枳壳、甘草，以上各八分。"
③ 追风流气饮：《新刻图形枕藏外科》："（追风流气饮）即追毒流气饮，紫苏、桔梗、前胡、羌活、防风、甘草、升麻、白芷、益母草各等分。"

耳草

上咬咀，水煎服。

清肝流气饮

治耳风毒、疔腮、火腰带疮。

枳壳　桔梗　前胡　羌活　甘草　防风　川芎　荆芥
白芷　石膏　黄芩　赤芍药　黄连　白茯苓

上咬咀，水煎服。

定痛降气饮

治手背、脚心痈。

紫苏　厚朴　陈皮　甘草　半夏　前胡　川芎　防风
芍药　白芷　当归

上，姜三片，枣一枚，煎服。

人参败毒散①

治肩疽疮。

柴胡　前胡　川芎　人参　桔梗　羌活　独活　枳壳
茯苓　甘草　防风　赤芍

上清水煎服。

三香托里散②

人参　黄芪　当归　川芎　芍药　甘草　乳香　丁香

---

① 人参败毒散：《外科心法》卷七："（人参败毒散）人参、羌活、独活、前胡、柴胡、枳壳、桔梗、川芎、茯苓、甘草各一钱。"

② 三香托里散：《寿世新编》中的"三香定痛饮"较本方少丁香一味，而多木香、紫苏、白芷、没药四味，余药皆相同，其功用为"治疮毒"。

乌药　防风　官桂　厚朴　桔梗

上，姜三片，枣一枚，水煎，温服。

败毒流气饮

治乳根痈毒，发背，腰疽，骑马痈。

紫苏　桔梗　枳壳　甘草　防风　柴胡　前胡　川芎
白芷　连翘　独活　赤芍

上清水煎服。

定痛乳香散①

又名内托清肝饮。

人参　黄芪　当归　川芎　白芷　甘草　乳香　木香
乌药　官桂　防风　桔梗　枳壳　厚朴

上，姜三片，枣一枚，水煎服。

紫苏流气饮

治脚脏②，肾气游风毒。

紫苏　桔梗　厚朴　甘草　芍药　白芷　陈皮　槟榔
大腹皮　槟榔壳　香附　木香　当归

上，姜三片，枣一枚，水煎，温服。

---

①　定痛乳香散：《玉机微义》卷十五"十六味流气饮"的组成与本方类似，无乳香而多芍药、槟榔、紫苏，余药皆同，药物用量为"各等分"。其方功用为"治无名恶肿、痈疽等证"。

②　脚脏：何病待考。"紫苏流气饮"处方似《朱氏集验方》中的"鸡鸣散"，"脚脏"当类同"脚气"。

梅花散

生肌肉。

寒水石一两　龙骨二钱　血竭一钱　黄丹三钱

上为细末，干搽疮口上。

治臁疮方

当归　白芷　五倍子　黄连　雄黄　乳香　没药　血竭　黄柏　白及　海螵蛸　白蔹　厚朴　黄丹　轻粉各等分

上用清油调，贴之。

治臁疮久不愈

干猪粪半两，炒黄　槟榔五钱　龙骨二钱　轻粉二钱　没药　乳香各一[①]钱

上为细末，烧花椒汤，用清油调，贴之。

治癣风疮方

槐枝二两　柳枝二两　黄荆子一两　黄蜡一两　松香一两　头发二钱　皂角二钱　花椒二分　清油六两

上各件同煎，和黄蜡匀膏子[②]，干擦患处。

---

① 一：原脱，据《回生外科医方》补。
② 膏子：即"膏滋"，一种剂型，呈流动膏状。

换骨散①

治大风疮，年久不愈，眉毛脱落，服过百日，神效。

白花蛇　乌梢蛇　地龙　当归　细辛　白芷　天麻
蔓荆子　荆芥　威灵仙　菊花　苦参　沙参　木贼　蒺藜
不灰木②　甘草　天门冬　赤芍　菖蒲　川芎　定风草③
何首乌　胡麻子　木鳖子　苍术　川乌

上为末，每服五钱，酒调，空心服。

如圣散

洗大风疮，神效。

蔓荆子　苦参　玄参　厚朴　荆芥　陈皮　沙参　麻
黄　防风　威灵仙　白芷

上等分，每用五钱，桃柳枝一把，水煎汁，洗。

醉仙散④

一名蛮黄酒。治风癞，遍身瘾疹，瘙痒，麻木。

---

① 换骨散：《疡疡机要》卷下："（宝鉴换肌散）白花蛇、黑花蛇各三两（酒浸），地龙（去土）、当归、细辛、白芷、天麻、蔓荆子、威灵仙、荆芥穗、菊花、苦参、沙参、木贼草、白蒺藜（炒）、不灰木、甘草、天门冬（去心）、赤芍药、九节菖蒲、定风草、何首乌（不犯铁）、胡麻子（炒）、草乌（炮，去皮脐）、川芎、苍术、木鳖子各一两。"

② 不灰木：一种石棉矿石，主要成分是水合硅酸镁。《本草纲目》引《庚辛玉册》："不灰木，阴石也，生西南蛮夷中，黎州、茂州者好，形如针，文全若木，烧之无烟。"

③ 定风草：本为天麻别名，但方中已有天麻，此处疑指天麻的地上部分。

④ 醉仙散：《卫生宝鉴》："（醉仙散）麻子、蔓荆子、牛蒡子、枸杞子各一两（一处同炒），白蒺藜、苦参、栝蒌根、防风各半两，轻粉少许。"

胡麻子　牛蒡子　枸杞子　防风　蔓荆子　蒺藜子

苦参　瓜蒌根　轻粉

上为末，每一两五钱入轻粉一钱。晨、午、夕每服五分，七日见臭气出。清茶调下。

（醉仙散治症）又方[①]

升麻　黄芩　大黄　麦冬　葛根　朴硝

上为末，热水调服半钱。

胡麻散[②]

治大麻风、癞。

胡麻十二两　苦参　荆芥八两　何首乌　防风　威灵仙八两　甘草六两　菊花　蔓荆子　蒺藜八两　石菖蒲八两

上为末，用好酒晨、午、夕调服。

白花蛇丸

治前症。

白花蛇一条,酒浸三日　白附子　天麻　牛膝　当归浸,各一两　何首乌二两　白僵蚕一两,炒　威灵仙二两　羌活　防风　独活　荜茇酒浸　蔓荆子各一两　苦参酒浸　石菖蒲

---

① 又方:《幼幼新书》卷三十五引《医方妙选》:"（消毒散）川升麻、黄芩各半两,麦门冬（去心）、川大黄（锉碎,微炒）、川朴消各一分。"此与本方类似,可参。

② 胡麻散:《仁斋直指方》卷二十四:"（胡麻散）胡麻子十二两,苦参、荆芥穗、何首乌各八两,威灵仙、防风、石菖蒲、牛蒡子（炒）、菊花、蔓荆子、蒺藜（炒去刺）、甘草（炙）各六两。"

各二两，酒浸　甘草七钱，炙　赤芍药四两　川芎二两　苍耳子四两　雷丸二两　枳壳一两　雄黄五钱　皂角一两　乌药一两

上为末，炼蜜为丸，如梧桐子大。每服五十丸，空心好酒下。

乌蛇丸

治前症。

乌蛇四两，酒浸　露蜂房一两，炮　苦参①　槟榔半两　桃仁　白蒺藜各半两，炒　朱砂二钱半　虾蟆②一斤，泡去头足　皂角一钱半，炒黄色　芜荑　雷丸　雄黄各五钱　胡麻四两

上为末，皂角十茎煎膏子和丸，如桐子大。每服四十丸，空心酒送下。

秦艽散

治风疾，手足酸疼，皮肤一身尽痛，眉毛落尽，耳聋，阴湿痒。

秦艽　川椒　人参　茯苓　蔓荆　细辛　重楼③即蜂窝　麻黄　白附子　干姜　白术　桔梗　桂心　独活　当归

---

①　苦参：《仁斋直指方》卷二十四"乌蛇丸"中苦参用量为一两。
②　虾蟆：蛙科动物泽蛙的干燥全体。
③　重楼：今指蚤休。但撰者自注"即蜂窝"。

黄芩　柴胡　牛膝　天雄①　石南②　杜仲　芥子　猪肉膏
三两　乌头　甘草　芎䓖—名大川芎　防风

上用好酒浸服。

（秦艽散治症）又方

白芷　附子　芎䓖　荆芥子　猪油膏三两　马鬃膏五两
上用火煎白芷黄色，令付③头面，即生发。

治疥疮方

黄连　黄丹　松香各一两　轻粉二钱　雄黄三钱
上用香油调搽。

治疥疮妙方

蛇床子—两　硫黄八钱　石膏八钱
上为末，清油调搽，扫光。

治疥疮熏方

艾八钱　雄黄—④钱　信⑤四分
上，雄黄与信共碾为末，将干艾铺在纸上五寸长。以
信、黄匀铺艾上，紧卷作一条。下二瓦盛之，上一瓦覆

---

①　天雄：指乌头形长的块根。《本草纲目》："天雄乃种附子而生出或变出，其形长而不生子，故曰天雄。"又谓："天雄有二种，一种是蜀人种附子而生出长者，或种附子而尽变成长者，即如种芋形状不一之类；一种是他处草乌头之类，自生成者。"
②　石南：蔷薇科植物石楠的叶或带叶嫩枝。
③　付：通"敷"。
④　一：原脱，据鹿仓氏影抄本补。
⑤　信：信石。

之，火熏之即愈。用布塞肛门前后处，二瓦重者，恐热透床褥也。

擦牙方

川芎　细辛　五味子各五钱　皂角七钱，烧灰存性

上为细末，早晨擦牙。

治疟丸

信一两　雄黄三钱

上为极细末，面糊为丸。五月五日合小黄豆大，朱砂为衣。每服一丸，发日，空心无根水①送下。忌诸热物，日午后方可食。

止疟散

知母　贝母　常山　槟榔各等分

上㕮咀。每服三钱，酒水各一盏，煎至一半，去柤②。露，过五更服。一服见效。

治吐血方

甘草　熟地黄　川芎　当归　侧柏子　萱草根　犀角白芍药　麦门冬　黄柏　生地黄

上水煎，空心服，立效。

---

① 无根水：汲取的井水或天上掉下的雨水，不沾地就接住，称为无根水。《本草纲目·水一》："反酌而倾曰倒流，出甃（zhòu 宙）未放曰无根。"

② 柤：同"渣"，渣滓。

降气定痛追风丸

治妇人头风。

川芎一两　白芷三①两　细辛三两　白僵蚕半两，生用

上为末，炼蜜为丸，如弹子大。每服一丸，清茶化，食后服。

清肝和气饮

治妇人、女子血气赤肿，疮疥之疾，孕妇不可服。

苏叶　枳壳　桔梗　甘草　赤芍　防风　当归　川芎白芷　羌活　厚朴　茯苓　生地黄

加柴胡、陈皮、半夏，上，姜三片，枣一枚，水煎，不拘时服。

温中顺气饮

孕妇不可服。

紫苏　茯苓　厚朴　半夏　甘草　陈皮　枳壳　桔梗益智　前胡　木香　防风　蓬莪术　白芍

上，姜、枣煎服。

治妇人阴内生疮

麝香一钱　杏仁五钱，去皮

上二味，为极细末，用手指大袋二个装药在内，以酒浸，用火上熏热入阴内，睡取汗，二次即愈。

---

① 三：原脱，据鹿仓氏影抄本补。

通经丸

治妇人室女经脉不通。

大黄酒浸，干，为末，一斤

上，用蜡一碗，熬成小膏，和药为丸，如弹子大。每服一丸，空心热酒化下，立效。

黄连散

治小儿乳癣疮，年久不痊。

黄连　玄参　赤芍各五钱　轻粉二分

上，先煎韭菜汤洗疮，前药为末。口嚼芝麻汁，调涂之。

校注后记

  《大河外科》虽为明代医籍，但国内未见流传，亦未见国内其他医药古籍记载。研究之初，该书的基本信息仅知如下几点：作者王拳，永乐中人，里贯"大河"，版本为孤本，书中内容为"异人秘授"；作者生平、"大河"具体为何地、版本流传情况等均疑而未详。

  本次研究揭示了《大河外科》一书内容的来源，考证了其版本源流，调查了现存版本的保存状况。

  "大河"，即今江苏省淮安市楚州区河下镇至古云梯关遗址一带，系明代驻兵地区"大河卫"的简称，位于明淮安府（今淮安市）境内。"大河卫"为中军都督府属南直隶在外卫所（《明史》卷九十志第六十六）。《大明一统志》卷十三《淮安府·公署》载："大河卫，在府治东北新城门，洪武二年（1369）建。"《明太祖实录》卷七十二云："洪武五年（1372）二月庚寅，并长淮、大河二卫，分司为大河卫指挥使司。"清·光绪《阜宁县志·古迹》谓："云梯关……明代，关为防倭重镇，筑城五座，设大河卫指挥领兵防守。"《王家营志》云："明设兵卫于各行省，厄寨岩疆，调垒棋布，战功世袭者，居其地而不迁，邑境为大河卫，受成于中军都督府，为营者十数……王家营之名盖自此始也。"可见，大河卫建于明代洪武年间，其地域范围包括淮安新城、云梯关、王家营等。明代淮安城即"山阳旧城……明新城在旧城北一里北辰镇"(《读史方舆纪要》卷二十二)。北辰镇即今淮安市楚州区河下镇,位于古黄河以南,京杭大运河以东。古云梯关遗址位于今盐城市响水县黄圩镇云梯村,明代属淮安府安东县(包括今涟水县、阜宁县、响水县部分地区)。王家营即今王营镇,系现淮安市淮阴区政府所在地。1998年出版的《淮安市志》在介绍淮医源流时也提到:"淮安民间亦出现了'大河外科'医家王拳。"因此,王拳为今江苏淮安人,"大河"系指地名。

《大河外科》约成书于永乐五年(1407)。考证表明该书下卷后半部分乃王拳后人增辑而成,所以有1505年左右才由外域传入中国的"杨梅疮"的记载。永乐初王拳撰成此书,到王时槐作序刻印时已"密传其子孙者六世",在这百余年之间均为抄本(王时槐谓"书故抄本"),王拳后裔完全有可能对原作进行增订辑补,在增辑过程中添加了杨梅疮的内容。分析《大河外科》全书可以发现,其上卷36种疡科疾病中并无杨梅疮(有阴蚀疮,但阴蚀疮在《千金翼方》中就已记载),仅在下卷中间部分载有三个治杨梅疮的验方,且下卷后半部分收录了多个治疗胁府脐痈、耳风毒、肩疽疮等多种上卷中没有的疾病的方剂,这一事实能够支持"增辑"之说。另外,《疮科通玄论》(已佚,但散存于《医方类聚》)也可作为旁证:对比《疮科通玄论》和《大河外科》，发现后者的上卷内容几乎完全源于前者，而前者中的 28 个方剂，见载于后者下卷的有 27 个，但后者下卷后半部分内容则在前者中未见；并且前者中未见有关杨梅疮的叙述。因此，现存该书并非一时之作，王拳后裔在传抄过程中增辑了内容。

整理工作中还证实，该书并非孤本，其现存版本（包括其别名书籍《回生外科医方》）实有 6 个（其中 4 个藏于日本）：①日本国立公文书馆内阁文库"子 050 - 0004"号《大河外科》藏本（序刊本，万历三十八年，源于红叶山文库）。②日本国立公文书馆内阁文库"304 - 0140"号《大河外科》藏本（刊本，源于丰后佐伯藩主毛利高标献上本）。③日本京都大学图书馆富士川文库《大河外科》藏本（请求记号：才/64；登录番号：183915）。④日本国立国会图书馆《大河外科》藏本（江戸寫；请求记号：228 - 107）。⑤天津图书馆《大河外科》藏本（明余文台双峰堂刻本，八行十八字，白口，四周单边或四周双边）。⑥中国科学院图书馆《回生外科医方》藏本（明刻本，残本；索取编号：263051）。以上版本中的天津图书馆藏本，书目表明其存在，但 2011 年初实地调查时未能找到，其去向待查。

此外，该书抄本 2 个：①北京大学图书馆《大河外科》藏本（鹿仓氏影抄本，日本嘉永元年影抄明三台余象斗刻本；典藏号：LX/6520）。②宁波天一阁《回生外科医方》藏本（王奉仙传，余象斗编；日本宽政七年浅井正刚抄本）。

　　《大河外科》上卷及下卷前半部分的文字内容抄改自《疮科通玄论》，其改写的主要方式包括字词缩减（偶尔也增加）、更换词汇或说法、句式杂糅等。以发背疮为例，《大河外科》曰："夫发背者，风热邪毒灌于筋骨之间，发在经络之内。忧若淫乐，荣卫俱虚。有痰，真气衰残，毒滋攻发。诗曰：风热兼邪毒，真气已衰残。毒攻经络聚，伤筋见效难。治法：煎当归连翘散，下解毒丸疏通，然后服乳香黄芪散托其外，疮口上蟾酥丸。量疮大小，四边肿处贴乳香拔毒散。如疮溃，上追毒乌金散去其恶肉，桃花散收敛。"《疮科通玄论》曰："夫发背疮者，五脏风热，六腑邪毒，灌于筋骨之间，发在经络之内。忧哀喜乐，荣卫虚结有疾生；气血衰残，毒恶所攻生发背。风邪虚热盛，气血并衰残。歌曰：真气衰残毒气攻，沉行经络聚难通；败血邪风攻背俞，毒恶伤筋必注凶。凡疗发背者，如觉，煎当归连翘散，下解毒丸，疏其内；然后常服乳香黄芪散，托其外。疮口上蟾酥丸，量疮势大小，四边肿处贴乳香拔毒散；如疮溃时，上追毒乌金散，去其恶肉，桃花散收敛。"《疮科通玄论》共载外科疾病 36 种（病名与《大河外科》完全相同），均按固定句式规律写成：句群 1（即"五脏风热……"，以下顺推）为"4＋4＋6＋6"（指字数，下同）格式，句群 2 为"4＋7＋4＋7"格式，句群

3 为五言体偶句（该句群是对句群 1、句群 2 的补充说明），句群 4 "歌诀" 为七言绝句格式，只有句群 5 "治法" 为自由格式。《大河外科》则将《疮科通玄论》论述各种疾病的相应文字改写后编排为上卷内容，其中对 35 种疾病的改写均如上例一样大幅度地缩减、变换说法和杂糅组合，只有对 "冷疔疮" 的改写较好地保持了《疮科通玄论》的原貌。

《大河外科》书中的部分附图与《疮疡经验全书》的相应附图有一定的联系，但考证分析表明不可能源于此书。另外，经文献调研，发现《大河外科》与古朝鲜流传的《三十六肿图录》在内容上也大体一致，因未能获得该书，故二者书中插图的关系有待日后研究。

关于《大河外科》书中方剂的来源，研究表明，下卷 72 个方剂中有 67 个可找到来源线索：下卷前半部分 37 个方剂中，有 27 个改写自《疮科通玄论》，其中 24 个与上卷内容存在对应关系；下卷后半部分 35 个方剂与上卷不存在对应关系，应为王拳后裔所增补，其中 12 个方剂与《疮疡经验全书》密切相关，可能是两书的编写者参考了相同的书籍之故。

本次研究和校注工作，根据《大河外科》的特点，采用了一些特殊的研究方法。如研究《大河外科》与《疮科通玄论》的关系时，采用了汉语语法中的句群分析法。在查阅文献资料时，采用比传统的图书馆直接检索效率更高的互联网搜索方法。在校注书稿时，考虑到《大河外科》的内容源自他书，且抄改时进行了字词缩减、句式杂糅、化裁等变化，使得一些语句晦涩难懂，故在对一些疾病描述和方剂进行校注时适当给出了与其来源线索有关的重要参考信息，以便读者查证、探究和理解。

成都中医药大学的李继明教授对本书进行了审定，在此表示感谢！

方名索引

九　画

十　画

十一画

总 书 目

本　草

方　书

叶氏女科证治
妇科秘兰全书
宋氏女科撮要
茅氏女科秘方
节斋公胎产医案
秘传内府经验女科

外科百效全书
外科活人定本
外科秘授著要
疮疡经验全书
外科心法真验指掌
片石居疡科治法辑要

儿　科

婴儿论
幼科折衷
幼科指归
全幼心鉴
保婴全方
保婴撮要
活幼口议
活幼心书
小儿病源方论
幼科医学指南
痘疹活幼心法
新刻幼科百效全书
补要袖珍小儿方论
儿科推拿摘要辨症指南

外　科

大河外科
外科真诠
枕藏外科
外科明隐集
外科集验方
外证医案汇编

伤　科

伤科方书
接骨全书
跌打大全
全身骨图考正

眼　科

目经大成
目科捷径
眼科启明
眼科要旨
眼科阐微
眼科集成
眼科纂要
银海指南
明目神验方
银海精微补
医理折衷目科
证治准绳眼科
鸿飞集论眼科
眼科开光易简秘本
眼科正宗原机启微